45 Repas Avec de la Protéine de Lactosérum pour Haltérophiles: Gagner Plus de Muscles en 4 Semaines sans Pilules ou Shakes

Par

Joseph Correa

Nutritionniste Certifié des Sportifs

DROITS D'AUTEUR

© 2015 Correa Media Group

Tous droits réservés

La reproduction ou la traduction de toute partie de ce travail au-delà de ce qui est permis par l'article 107 ou 108 de la Loi de 1976 sur les droits d'auteur aux États-Unis 1976, sans l'autorisation préalable du propriétaire des droits d'auteur, est illégale.

Cette publication est conçue pour fournir des informations exactes et faisant autorité en ce qui concerne le sujet traité. Cette publication est vendue avec la condition implicite que ni l'auteur ni l'éditeur n'ont la capacité de prodiguer des conseils médicaux. Si des conseils ou une assistance médicale se déclarent nécessaires, vous êtes priés de consulter un médecin. Ce livre est considéré comme un guide et ne doit être utilisé en aucune façon nuisible à votre santé. Consultez un médecin avant de commencer ce plan nutritionnel pour vous assurer qu'il vous sera bénéfique.

REMERCIEMENTS

La réalisation et le succès de ce livre n'auraient pu être possibles sans le soutien et l'aide précieuse de ma famille.

45 Repas Avec de la Protéine de Lactosérum pour Haltérophiles: Gagner Plus de Muscles en 4 Semaines sans Pilules ou Shakes

Par

Joseph Correa

Nutritionniste Certifié des Sportifs

SOMMAIRE

Droits d'Auteur

Remerciements

À Propos de l'Auteur

Introduction

45 Repas Avec de la Protéine de Lactosérum pour Haltérophiles: Gagner Plus de Muscles en 4 Semaines sans Pilules ou Shakes

Autres Grands Titres de cet Auteur

À PROPOS DE L'AUTEUR

En tant que nutritionniste certifié des sportifs et athlète professionnel, je crois fermement qu'une bonne nutrition vous aidera à atteindre vos objectifs plus rapidement et plus efficacement. Mes connaissances et mon expérience m'ont permis de vivre en meilleure santé tout au long des années et je l'ai partagé avec ma famille et mes amis. Plus vous en savez à propos de boire et vous nourrir plus sainement, et le plus tôt vous aurez envie de changer votre vie et vos habitudes alimentaires.

Réussir à contrôler votre poids est très important, car cela vous permettra d'améliorer tous les aspects de votre vie.

La nutrition est un élément clé dans le processus de se mettre en meilleure forme et c'est là tout le sujet de ce livre.

INTRODUCTION

45 Repas Avec de la Protéine de Lactosérum pour Haltérophiles: gagner plus de muscle en 4 semaines sans pilules ou Shakes

Ce livre va vous aider à augmenter l'apport de protéines que vous consommez par jour pour vous aider à augmenter votre masse musculaire. Ces repas vous aideront à augmenter vos muscles d'une manière organisée en ajoutant une grande quantité de protéines saines à votre régime. Être trop occupé pour manger correctement peut devenir parfois un problème, c'est pourquoi ce livre va vous faire gagner du temps et vous aidera à nourrir votre corps pour atteindre les buts que vous recherchez. Assurez-vous que vous savez ce que vous mangez en préparant les repas vous-mêmes ou en les faisant préparer par quelqu'un pour vous.

Ce livre vous aidera à :

-Augmenter vos muscles rapidement et naturellement.

-Améliorer la récupération musculaire.

-Avoir plus d'énergie.

-Accélérer naturellement votre métabolisme pour construire plus de muscles.

-Améliorer votre système digestif.

Joseph Correa est un nutritionniste certifié des sportifs et un athlète professionnel.

45 REPAS AVEC DE LA PROTEINE DE LACTOSERUM POUR HALTEROPHILES

PETIT-DÉJEUNER

1. Petit-déjeuner du Lève-tôt

Sortez votre corps hors de l'état catabolique et donnez-lui un bon renforcement musculaire, avec ce petit-déjeuner riche en glucides, cuit au four, avec une haute teneur en protéines pour un bon renforcement musculaire. Le pamplemousse et les asperges vous assurent plus de la moitié de votre besoin quotidien de vitamine C.

Ingrédients (1portion):

6 blancs d'œufs

½ tasse de mélange de quinoa et riz brun cuits

3 pointes d'asperges, tranchées

½ pamplemousse rose

1 petit poivron rouge, tranché

1 cuillère de lactosérum saveur de protéines en poudre

1 gousse d'ail écrasée

Pulvérisation d'huile d'olive

Poivre, sel

Temps de préparation: 10 min

Temps de cuisson: 15-20 min

Préparation:

Préchauffer le four à 200C ventilateur / gaz 6. Vaporiser légèrement une poêle en fonte avec de l'huile d'olive.

Dans un bol moyen, battre les blancs d'oeufs avec une pincée de sel et le poivre jusqu'à consistance mousseuse.

Ajouter le riz brun cuit et le quinoa dans la poêle; versez les blancs d'œufs puis les morceaux d'asperges et les tranches de poivron.

Cuire au four pendant 15-20 minutes ou jusqu'à ce que les œufs soient cuits.

Valeur nutritive par portion: 407kcal, protéine 52g, glucides 40g (fibre 5g, sucre 8g), lipides 2g, 15% de calcium, 12% de fer, 19% de magnésium, 26% de vitamine A, 63% de vitamine C, 48% de vitamine K, 12% de vitamine B1, 69% de vitamine B2, 26% de vitamine B9.

2. Bol d'Energie

Un petit-déjeuner avec un nom approprié, le bol de puissance combine les blancs d'oeufs hauts en protéines avec les flocons d'avoine protéine qui ravitaillent l'énergie. Les noix ajoutent des lipides sains et le miel donne un finissage avec un peu de saveur sucrée.

Ingrédients (1 portion):

6 blancs d'œufs

½ tasse de gruau instantané, cuit

1/8 tasse de noix

¼ tasse de petits fruits

1 cuillère à café de miel brut

Cannelle

Temps de préparation: 10 min

Temps de cuisson: 5 min

Préparation:

Fouetter les blancs d'oeufs jusqu'à consistance mousseuse, puis faites-les cuire dans une poêle à feu doux.

Mélanger la farine d'avoine et les blancs d'œufs dans un bol; Ajouter la cannelle et le miel brut et mélanger.

Garnir de baies, de banane et de noix.

Valeur nutritive par portion: 344kcal, protéine 30g, glucides 33g (fibre 3g, sucre 23g), lipides 11g (2 saturés), 10% de fer, 15% de vitamine B5.

3. Poivrons Farcis au Thon

Ceci est une recette rapide et nutritive qui fournit une quantité massive de B12. Riche en protéines, le thon est une option de petit déjeuner excellent pour le renforcement musculaire et si vous souhaitez ajouter des glucides à votre repas, un morceau de pain de blé entier est un excellent choix.

Ingrédients (2 portions):

2 boîtes de thon dans l'eau (185 g), la moitié drainé

3 oeufs durs

1 oignon, haché finement

5 petits cornichons, coupés en dés

Sel poivre

4 poivrons épépinés, coupés en deux

Temps de préparation: 5 min

Temps de cuisson: 10 min

Préparation:

Mélanger les œufs, le thon, les oignons, les cornichons et l'assaisonnement dans un robot culinaire et mélanger jusqu'à consistance lisse.

Remplissez les moitiés de poivrons avec la composition et servir.

Valeur nutritive par portion: 480kcal, protéine 46g, lipides 16g (4g saturés), glucides 8g (fibre 2g, sucre 4G), 28% de magnésium, 94% de vitamine A, 400% de vitamine C, 12% de vitamine E, 67% de vitamine K , 18% de vitamine B1, 32% de vitamine B2, 90% de vitamine B3, 20% de vitamine B5, 56% de vitamine B6, 18% de vitamine B9%, 284% de vitamine B12.

4. Yaourt Grec avec Grains de Lin et Pomme

Branchez-vous hors du petit-déjeuner traditionnel du blanc d'œuf pour le renforcement musculaire et essayer du yaourt grec haut en protéines parfumé à la pomme. Utilisez des graines de lin entières afin de maximiser votre apport en fibres et gardez-les dans de l'eau durant la nuit pour qu'ils deviennent mous et facile à digérer.

Ingrédients (1 portion):

1 tasse de yaourt grec

1 pomme, émincée

2 Cuillères à soupe de graines de lin

¼ de cuillère à café de cannelle

1 cuillère à café de Stevia

Une pincée de sel

Temps de préparation: 5 min

Temps de cuisson: 45 min

Préparation:

Préchauffer le four à 190C ventilateur / gaz 5. Placer les tranches de pommes dans une poêle antiadhésive, les saupoudrer de cannelle, de Stevia et une pincée de sel, les couvrir et cuire au four pendant 45 min / jusqu'à tendreté. Retirez-les du four et les laisser refroidir pendant 30 min.

Placez le yaourt grec dans un bol, puis mettre dessus les tranches de pommes et les graines de lin et servir.

Valeur nutritive par portion: 422kcal, protéines 22g, glucides 39g (fibre 7g, 22 g de sucre), lipides 21g (8 g saturés), 14% de calcium, 22% de magnésium, 14% de vitamine C, 24% de vitamine B1, 13% de vitamine B12.

.

5. Anneau de Poivron avec 'Fit Grits'

Un repas savoureux et qui est très special, les anneaux de poivron avec des « Fit Grits » carbure vos muscles et vous donne assez d'énergie pour traverser la journée en forme. Plein de couleurs et de nutriments, ce petit-déjeuner est riche en vitamine B1.

Ingrédients (1 portion):

6 blancs d'œufs

2 oeufs

¼ tasse de cassonade de farine de riz

1 tasse d'épinards crus

½ poivron vert

1 tasse de tomates cerise

1 spray d'huile d'olive

Sel poivre

Temps de préparation: 10 min

Temps de cuisson: 15 min

Préparation:

Fouetter les blancs d'oeufs avec une pincée de sel et le poivre jusqu'à consistance mousseuse. Chauffer l'huile dans une poêle antiadhésive et faire cuire les blancs d'oeufs et la farine. Ajouter les épinards, mélangez et laissez cuire jusqu'à ce que les épinards soient fanés.

Vaporiser légèrement une poêle avec de l'huile d'olive et mettez à feu moyen. Coupez les poivrons horizontalement pour créer 2 anneaux, placez-les dans la poêle et faire craquer les œufs à l'intérieur des poivrons. Laissez-les cuire jusqu'à ce que les œufs deviennent blancs.

Placez le mélange oeufs-farine et rondelles de poivrons cuits sur une assiette et servir avec des tomates cerises.

Valeur nutritive par portion: 495kcal, protéines 45g, glucides 45g (fibre 3g, sucre de 7g), lipides 11g (3G saturés), 9% de calcium, 14% de fer, 20% de magnésium, 35% de vitamine A, 32% de vitamine C, 91 % vitamine B2, 22% de vitamine B5, 12% de vitamine B6, 15% de vitamine B12

.

6. Smoothie au Lait d'Amandes

1 tasse de lait d'amande

1 tasse de petits fruits surgelés mixtes

1 tasse d'épinards

1 cuillère de protéines de banane en poudre aromatisée

1 cuillère à soupe de graines de chia

Temps de préparation: 10 min

Pas de cuisson

Préparation:

Mélanger tous les ingrédients dans un mélangeur jusqu'à consistance lisse, versez dans 2 verres et servir.

Valeur nutritive par portion: 295kcal, protéines 26g, glucides 32g (fibre 4g, sucre 13g), graisse 9g, 40% de calcium, 20% de fer, 12% de magnésium, 50% de vitamine A, 40% de vitamine C, 25% de vitamine D, 57% de vitamine E, 213% de vitamine B1, 18% de vitamine B9.

7. Tarte de crêpes de citrouille protéinées

Oubliez la farine et essayer ces crêpes d'avoine avec une délicieuse addition de citrouille fraîche. Arrosez d'un peu de sirop sans calorie et déguster un petit déjeuner riche en protéines qui est aussi bon que un repas de triche.

Ingrédients (1 portion):

1/3 tasse d'avoine à l'ancienne

¼ tasse de citrouille

½ tasse de blancs d'oeufs

1 cuillère de protéines en poudre à la cannelle

½ cuillère à café de cannelle

Spray d'huile d'olive

Temps de préparation: 5 min

Temps de cuisson: 5 min

Préparation:

Mélanger tous les ingrédients dans un bol. Vaporiser une poêle de taille moyenne avec de l'huile d'olive puis placez sur feu moyen.

Verser la pâte, et une fois que vous voyez des bulles minuscules apparaitre sur le dessus de la galette, tournez-la. Lorsque chaque côté est doré, retirez la crêpe et servir.

Valeur nutritive par portion: 335kcal, protéine 39g, glucides 37g (fibre 6g, 1 g de sucre), lipides 6g, 14% de calcium, 15% de fer, 26% de magnésium, 60% de vitamine A, 26% de vitamine B1, 37% de vitamine B2 , 10% de vitamine B5, 31% de vitamine B6.

8. Gruau Haut en Protéines

Offrez-vous une portion copieuse de glucides qui vous tiendra rassasié pendant des heures, tandis que la poudre d'amandes et de protéines donne un départ riche en protéines à votre journée. Si vous préférez vos flocons d'avoine avec un goût fruité, utilisez la poudre de protéine parfumée a la banane.

Ingrédients (1 portion):

2 sachets de gruau instantané (paquet de 28g)

¼ de tasse d'amandes en poudre

1 grande cuillère de protéines de lactosérum en poudre au gout de vanille

1 cuillère à soupe de cannelle

Temps de préparation: 5 min

Temps de cuisson: 5 min

Préparation:

Verser le gruau instantané dans un bol, mélanger avec la poudre de protéine et la cannelle. Ajouter de l'eau chaude et mélanger. Garnir avec les amandes concassées et servir.

Valeur nutritive par portion: 436kcal, protéine 33g, glucides 45g (fibre 10g, sucre 4g), lipides 15g (1g saturé), 17% de calcium, 19% de fer, 37% de magnésium, 44% de vitamine E, 21% de vitamine B1, 21 % de vitamine B2.

.

9. Mélange aux Protéines

Nourrissez vos muscles et poussez-vous dans un entraînement avancé avec ce repas protéiné de 51g. Ces blancs d'œufs brouillés avec des légumes et saucisses de dinde ont la valeur ajoutée d'être emballés de glucides et de montants globaux élevés de vitamines.

Ingrédients (1 portion):

8 blancs d'oeufs

2 saucisses de dinde, hachées

1 gros oignon, coupé en dés

1 tasse de poivrons rouges, en dés

2 tomates, coupées en dés

2 tasses épinards crus, hachés

1 cuillère à café d'huile d'olive

Sel et poivre

Temps de préparation: 10 min

Temps de cuisson: 10-15 min

Préparation:

Fouetter les blancs d'oeufs avec une pincée de sel et le poivre jusqu'à consistance mousseuse, puis mettre de côté.

Chauffer l'huile dans une grande poêle antiadhésive, arroser les oignons et les poivrons et faire sauter jusqu'à ce qu'ils soient tendres. Assaisonnez avec du sel et du poivre. Ajouter les saucisses de dinde et cuire jusqu'à ce qu'elles soient dorées, puis baisser le feu et ajouter les blancs d'œufs et bien remuer.

Quand les œufs sont presque cuits, ajouter la tomate et les épinards, faites cuire pendant 2 minutes et servir.

Valeur nutritive par portion: 475kcal, protéine 51g, glucides 37g (fibre 10g, sucre 18g), lipides 10g (2g saturés), 14% de calcium, 23% de fer, 37% de magnésium, 255% de vitamine A, 516% de vitamine C, 25 % de vitamine E, 397% de vitamine K, 22% de vitamine B1, 112% de vitamine B2, 29% de vitamine B3, 19% de vitamine B5, 51% de vitamine B6, 65% de vitamine B9.

10. Smoothie aux Fruits et Beurre de cacahuètes

Quelle meilleure façon d'obtenir la valeur de votre jour de calcium que ce Smoothie a la saveur de fraise ? Riche en minéraux, vitamines, protéines et glucides pour un maximum d'énergie, ce smoothie est un moyen idéal pour démarrer votre journée.

Ingrédients (1 portion):

15 fraises moyennes

1 1/3 cuillère à soupe de beurre d'arachide

85g tofu

½ tasse de yaourt sans matières grasses

¾ tasse de lait écrémé

1 cuillère de poudre de protéines

8 glaçons

Temps de préparation: 5 min

Pas de cuisson

Préparation:

Verser le lait dans le mélangeur puis le yaourt et le reste des ingrédients. Mélanger jusqu'à ce que le mélange soit homogène et mousseux. Verser dans un verre et servir.

Valeur nutritive par portion: 472kcal, protéine 45g, glucides 40g (fibre 6g, sucre 31g), lipides 13g (4g saturés), 110% de calcium, 35% de fer, 27% de magnésium, 30% de vitamine A, 190% de vitamine C, 11 % de vitamine E, 13% de vitamine B1, 24% de vitamine B2, 10% de vitamine B5, 18% de vitamine B6, 17% de vitamine B9, 12% de vitamine B12.

11. Muffins aux protéines d'avoine

Avec une bonne dose d'avoine et une portion de lactosérum de protéines en poudre au chocolat, ces muffins sont une excellente alternative de petit déjeuner à l'avoine ordinaire. Jumelé avec un verre de lait, ce repas vous procure une bonne quantité de calcium et de vitamine D pour compléter une bonne portion de protéines et de glucides.

Ingrédients (4 muffins-2 portions):

1 tasse de flocons d'avoine

1 gros œuf entier

5 grands blancs d'oeufs

½ cuillère protéines de lactosérum en poudre saveur chocolat

Spray d'huile d'olive

2 tasses de lait faible en gras, pour servir

Préparation: 2 min

Temps de cuisson: 15 min

Préparation:

Préchauffer le four à 190C ventilateur / gaz 5.

Mélanger tous les ingrédients ensemble pendant 30s. Vaporiser le moule à muffins avec l'huile d'olive, puis diviser la pâte en quatre muffins. Mettre au four pendant 15 min.

Retirer du four, laisser refroidir et servir avec le verre de lait.

Valeur nutritive par portion (comprend le lait): 330kcal, protéine 28g, glucides 37g (fibre 9g, sucre 13g), lipides 6g (5g saturés), 37% de calcium, 22% de fer, 19% de magnésium, 12% de vitamine A, 34% vitamine D, 44% de vitamine B1, 66% de vitamine B2, 25% de vitamine B5, 11% de vitamine B6, 24% de vitamine B12.

.

12. Saumon Fume avec Avocat sur Toast

Avez-vous un entraînement difficile et peu de temps? Il vous faut juste 5 minutes pour reconstituer ce savoureux petit-déjeuner. Tant le saumon que l'avocat sont riches en acides sains et ce repas a suffisamment de protéines et de glucides pour vous garder motivé.

Ingrédients (2 portions):

300g de saumon fumé

2 avocats moyens mûrs, épluchés et décortiquées

Jus de ½ citron

Poignée de feuilles d'estragon hachées

2 tranches de pain de blé entier, grillées

Temps de préparation: 5 min

Pas le temps de cuisson

Préparation:

Couper les avocats en morceaux et mélanger avec le jus de citron. Tordre et plier les morceaux de saumon fumé, placez-les sur des assiettes de service, puis disperser avec l'avocat et l'estragon. Servir avec du pain grillé de blé entier.

Valeur nutritive par portion: 550kcal, protéines 34g, glucides 37g (fibre 12g, sucre 4g), lipides 30g (5g saturés), 17% de fer, 24% de magnésium, 25% de vitamine C, 27% de vitamine E, 42% de vitamine K, 16% de vitamine B1, 24% de vitamine B2, 55% de vitamine B3, 35% de vitamine B5, 40% de vitamine B6, 35% de vitamine B9, 81% de vitamine B12.

13. Petit-Dejeuner 'Pizza'

Oubliez la haute teneur en calories et les tranches de pizza sans aucune nutrition, et remplacez par ce délicieux substitut. Sain et satisfaisant, ce plat ne prend que 20 minutes à faire et il est non seulement riche en protéines, mais aussi en minéraux et vitamines.

Ingrédients (1 portion):

1 petit pain pita de blé entier

3 blancs d'œufs

1 œuf

¼ tasse fromage mozzarella faible en gras

1 oignon vert, tranché

¼ tasse de champignons, en dés

¼ tasse de poivrons cloche, en dés

2 tranches de bacon de dinde, hachées

1 cuillère à café d'huile d'olive

Sel et poivre

Temps de préparation: 10 min

Temps de cuisson: 10 min

Préparation:

Fouetter les oeufs avec une pincée de sel et de poivre et ajouter les dés de légumes.

Plier les bords du pain pita pour créer un bol. Badigeonner les deux côtés avec l'huile d'olive et placer le pain pita sur la grille, côté dôme vers le bas. Cuire jusqu'à ce que doré puis retournez sur l'autre côté.

Verser le mélange d'oeufs dans le pita et cuire jusqu'à ce que les œufs soient presque cuits, ajouter le bacon de dinde, l'oignon vert et le fromage. Cuire jusqu'à ce que le fromage ait fondu et servir.

Valeur nutritive par portion: 350kcal, protéines 33g, glucides 12g (fibre 3g, sucre 4g), lipides 15g (6 saturés), 32% de calcium, 19% de fer, 15% de magnésium, 36% de vitamine A, 88% de vitamine C, 72 % de vitamine K, 21% de vitamine B1, 71% de vitamine B2, 22% de vitamine B3, 14% de vitamine B5, 21% de vitamine B6, 25% de vitamine B9, 29% de vitamine B12.

14. Petit-Dejeuner Mexicain au Mocha

Garnissez votre tasse préférée d'avoine avec une bonne dose de lait d'amande et profiter d'un petit déjeuner fait rapidement riche en fibres. Le poivre de Cayenne est parfait pour ajouter un peu de punch à votre gruau.

Ingrédients (1 portion):

½ tasse de flocons d'avoine

1 cuillère de poudre aux protéines saveur chocolat

½ cuillère à soupe de cannelle

½ cuillère à café de poivre de Cayenne

1 tasse de lait d'amandes non sucré

1 cuillère à soupe de cacao en poudre non sucré

Temps de préparation: 5 min

Temps de cuisson: 3 min

Préparation:

Mélanger tous les ingrédients dans un bol allant au micro-ondes. Chauffer au micro-ondes pendant 2 ½ -3 min puis servir.

Valeur nutritive par portion: 304kcal, protéine 27g, glucides 38g (fibre 8g, sucre 3g), lipides 7g, 32% de calcium, 15% de fer, 25% de magnésium, 10% de vitamine A, 25% de vitamine D, 51% de vitamine E, 12% de vitamine B1

.

15. Crêpes aux Myrtilles et au Citron

Un petit-déjeuner rassasiant et chaud, ces crêpes aux myrtilles enrichies par la saveur citronnée sont une façon simple et savoureuse de faire un repas qui vous apportera toute l'énergie dont vous avez besoin pour la journée. Étaler une cuillère à soupe de yaourt grec sur le dessus de votre crêpe si vous le souhaitez.

Ingrédients (1 portion):

1/3 tasse d'avoine

5 blancs d'œufs

½ tasse de myrtilles

1 cuillère de protéines de lactosérum en poudre, sans saveur

½ cuillère à café de bicarbonate de soude

1 cuillère à café de zeste de citron râpé

1 cuillère à soupe de mélange de limonade au citron

Spray d'huile d'olive

Temps de préparation: 5 min

Temps de cuisson: 5 min

Préparation:

Mélanger tous les ingrédients dans un grand bol, mélanger et fouetter jusqu'à consistance lisse.

Cuire le lot dans une poêle huilée sur température moyenne-élevée jusqu'à ce que des bulles se forment à la surface. Retournez et faites cuire jusqu'à ce que chaque face soit d'un beau doré sombre. Retirer la crêpe et servir.

Valeur nutritive par portion: 340kcal, protéine 47g, glucides 37g (fibre 6g, sucre 14g), lipides 5g, 10% de fer, 25% de magnésium, 12% de vitamine C, 19% de vitamine K, 26% de vitamine B1, 58% de vitamine B2.

DEJEUNER

16. Riz Méditerranéen

Transformez le plat de thon ennuyeux en un plat délicieux qui est un démarreur parfait pour un après-midi d'exercice. Le montant élevé de glucides va alimenter une séance d'entraînement complète et la protéine fera en sorte que vos muscles récupèrent de l'effort.

Ingrédients (1 portion):

1 boîte de thon à l'huile, égouttée

100g de riz brun

¼ avocat, haché

¼ oignon rouge, tranché

Jus d'½ citron

Sel et poivre

Temps de préparation: 5 min

Temps de cuisson: 20 min

Préparation:

Faire bouillir le riz brun pendant envfer 20 min, puis placer dans un bol avec l'oignon, le thon et l'avocat. Ajouter le jus de citron et mélanger tous les ingrédients. Assaisonner avec le sel et le poivre au goût et servir.

Valeur nutritive par portion: 590kcal, protéine 32g, glucides 80g (fibre 7g, sucre 1g), lipides 14g (5g saturés), 22% de fer, 52% de magnésium, 101% de vitamine D, 18% de vitamine E, 107% de vitamine K, 32% de vitamine B1, 134% de vitamine B3, 26% de vitamine B5, 39% de vitamine B6, 15% de vitamine B9, 63% de vitamine B12

.

17. Poulet Épicé

Le poulet est parfait pour un repas de renforcement musculaire haut en protéines. Riche en nutriments, ce délicieux repas simple peut être couplé avec une portion de votre choix de glucides.

Ingrédients (2 portions):

3 blancs de poulet désossés coupés en deux

175g yaourt faible en gras

5cm morceau de concombre, haché finement

2 cuillères à soupe pâte de curry rouge thaïlandaise

2 cuillères à soupe de coriandre, haché

2 tasses d'épinards crus, pour servir.

Temps de préparation: 5 min

Temps de cuisson: 35-40 min

Préparation:

Préchauffer le four à 190C ventilateur / gaz 5. Mettre le poulet dans un plat en une seule couche. Mélanger un tiers du yaourt, de la pâte de curry et les deux tiers de la coriandre, saler et verser sur le poulet, faire en sorte que la viande soit bien enrobée. Laisser reposer pendant 30 min (ou dans le réfrigérateur pendant la nuit).

Soulevez le poulet sur une grille dans un plat à rôtir pour 35-40 min, jusqu'à ce que bien doré.

Chauffer l'eau dans une casserole et flétrir les épinards.

Mélanger le reste du yaourt et de la coriandre, ajoutez le concombre et remuer. Verser le mélange sur le poulet et servir avec les épinards cuits.

Valeur nutritive par portion: 275kcal, protéine 43g, glucides 8g (fibre 1g, 8g de sucre), lipides 3g (1g saturés), 20% de calcium, 15% de fer, 25% de magnésium, 56% de vitamine A, 18% de vitamine C, 181 % de vitamine K, 16% de vitamine B1, 26% de vitamine B2, 133% de vitamine B3, 25% de vitamine B5, 67% de vitamine B6, 19% vitamine B9, 22% de vitamine B12

.

18. Oeufs Farcis avec Pain Pita

Faites le plein d'acides gras oméga-3 avec ce riche plat de saumon. Riche en vitamines et minéraux, ce repas satisfaisant est un excellent moyen de stimuler l'énergie et l'alimentation tout au long de la journée.

Ingrédients (2 portions):

1 saumon en conserve dans l'eau (450g)

2 oeufs

1 gros oignon vert, haché finement

2 grandes feuilles de laitue

10 tomates cerise

1 cuillère à soupe de yaourt grec

Un grand pain pita de blé entier, coupé en deux

Sel de mer et poivre

Temps de préparation: 10 min

Temps de cuisson: 10 min

Préparation:

Faire bouillir les oeufs, les peler et les couper en deux puis retirez les jaunes et les placer dans un bol.

Ajouter le saumon en conserve, 1 cuillère à soupe de yaourt, l'oignon vert et les assaisonnements. Mélanger tous les ingrédients ensemble et farcir les blancs d'œufs. Servir avec du pain pita farci avec de la laitue et les tomates.

Valeur nutritive par portion: 455kcal, protéine 45g, glucides 24g (fibre 3g, sucre 2g), lipides 36g (10g saturé), 59% de calcium, 22% de fer, 21% de magnésium, 30% de vitamine A, 24% de vitamine C, 43 % de vitamine K, 11% de vitamine B1, 36% de vitamine B2, 60% de vitamine B3, 20% vitamine B5, 41% de vitamine B6, 20% vitamine B9, 20% de vitamine B12.

19. Enveloppes de Poulet Cesar

Ces enveloppes de poulet font un excellent repas a emporter qui va garder vos taux de protéines élevés tout au long de la journée. Ajouter à cela quelques pousses d'épinards et en faire un repas convivial plus vert.

Ingrédients (1 portion):

85g de blanc de poulet, cuit

2 tortillas de blé entier

1 tasse de laitue

50g yaourt sans matières grasses

1 cuillère à café de pâte d'anchois

1 cuillère à café de moutarde en poudre sèche

1 gousse d'ail, cuite

½ concombre moyen, haché

Temps de préparation: 5 min

Pas de cuisson

Préparation:

Mettre ensemble la pâte d'anchois, l'ail et le yaourt puis mélanger et recouvrir la laitue et les concombres. Divisez le mélange en 2, ajouter aux tortillas, puis placez la moitié du poulet dans chaque tortilla. Envelopper et servir.

Valeur nutritive par portion (2 tortillas): 460kcal, protéine 41g, glucides 57g (fibre 7g, sucre 9g), lipides 10g (2g saturés), 11% de calcium, 22% de vitamine K, 13% de vitamine B2, 59% de vitamine B3, 12% de vitamine B5, 29% de vitamine B6, 10% de vitamine B12.

20. Saumon au four avec Asperges Grillées

Un plat classique, rendu plus intéressant par une marinade de jus de citron et de la moutarde, ce saumon grillé va bien avec les asperges à l'ail. Offrez-vous une grande combinaison de protéines et de vitamines.

Ingrédients (1 portion):

140g saumon sauvage

1 ½ tasse d'asperges

Marinade:

1 cuillère à soupe d'ail, haché

1 cuillère à soupe de moutarde de Dijon

Jus de ½ citron

1 cuillère à café d'huile d'olive

Temps de préparation: 5 min

Temps de cuisson: 15 min

Préparation:

Préchauffer le four à 200C ventilateur / gaz 6.

Dans un bol, mélanger le jus de citron, la moitié de l'ail, l'huile d'olive et la moutarde, verser la marinade sur le saumon et assurez-vous qu'il soit complètement recouvert. Déposer le saumon mariné au réfrigérateur pendant au moins une heure.

Coupez le bas des tiges des pointes d'asperges. Preparer une poêle antiadhésive à feu moyen / élevé, mélanger les asperges avec le reste de l'ail et les saisir pendant envfer 5 min, en roulant les asperges sur tous les côtés.

Déposer le saumon sur une plaque de cuisson et cuire au four pendant 10 min puis servir avec les asperges grillées.

Valeur nutritive: 350kcal, protéine 43g, glucides 7g (fibre 5g, 1 g de sucre), lipides 16g (1 saturé), 17% de fer, 20% de magnésium, 48% de vitamine A, 119% de vitamine C, 17% de vitamine E, 288 % de vitamine K, 39% de vitamine B1, 60% de vitamine B2, 90% de vitamine B3, 33% de vitamine B5, 74% de vitamine B6, 109% de vitamine B9, 75% de vitamine B12.

21. Pâtes avec Boulettes de Viande et Epinards

Un repas de pâtes haut en protéines qui mélange très bien la viande de bœuf et les épinards. Non seulement ce plat est emballe de vitamines tous azimuts, mais il contient également une quantité copieuse de magnésium qui aide à réguler la contraction musculaire.

Ingrédients (2 portions):

Pour les boulettes:

170g de bœuf haché maigre

½ tasse épinards crus, râpés

1 cuillère à soupe d'ail haché

¼ tasse d'oignon rouge en dés

1 cuillère à café de cumin

Sel de mer et poivre

Pour la Pasta:

100g de pates de blé aux épinards

10 tomates cerise

2 tasses d'épinards crus

¼ tasse marinara

2 cuillères à soupe de fromage parmesan faible en gras

Temps de préparation: 15 min

Temps de cuisson: 30 min

Préparation:

Préchauffer le four à 200C / gaz 6.

Mélanger ensemble le bœuf haché, les épinards crus, l'ail, l'oignon rouge, le sel et le poivre au goût. Mélanger soigneusement avec vos mains jusqu'à ce que les épinards soient complètement mélangés à la viande.

Former deux ou trois boulettes de viande, à peu près de la même taille, puis placez-les sur une plaque de cuisson dans le four pendant 10-12 minutes.

Faire cuire les pâtes selon les instructions sur l'emballage. Égoutter les pâtes et mélanger les tomates, les épinards et le fromage. Ajouter les boulettes de viande et servir.

Valeur nutritive par portion: 470kcal, protéine 33g, glucides 50g (fibre 6g, sucre 5g), lipides 12g (5g saturés), 17% de calcium, 28% de fer, 74% de magnésium, 104% de vitamine A, 38% de vitamine C, 11 % de vitamine E, 361% de vitamine K, 16% de vitamine B1, 20% de vitamine B2, 45% de vitamine B3, 11% de vitamine B5, 45% de vitamine B6, 35% de vitamine B9, 37% de vitamine B12.

.

22. Blanc de Poulet Farci au Riz Brun

Le riz brun est un excellent moyen d'introduire des glucides de qualité à votre régime alimentaire. Couple avec le blanc de poulet hautement protéiné et des légumes, ce repas vous fera un délicieux déjeuner rempli d'énergie.

Ingrédients (1 portion):

170g de blanc de poulet

½ tasse épinards crus

50g de riz brun

1 oignon, coupé en dés

1 tomate, en tranches

1 cuillère à soupe de fromage feta

Temps de préparation: 10 min

Temps de cuisson: 30 min

Préparation:

Préchauffer le four à 190C ventilateur / gaz 5.

Trancher les blancs de poulet au milieu et jusqu'au bas, pour les faire ressembler à des papillons. Assaisonner le poulet de sel et de poivre, puis ouvrez-le et mettre une couche d'épinards, de fromage feta et les tranches de tomate sur un côté. Pliez la blanc de poulet et utiliser un cure-dent pour maintenir fermé puis cuire au four pendant 20 min.

Faire bouillir le riz brun puis ajouter l'ail et l'oignon haché. Remplissez une assiette avec du riz brun, placer le poulet sur le dessus et servir.

Valeur nutritive par portion: 469kcal, protéine 48g, glucides 46g (fibre 5g, sucre 6g), lipides 8g (5g saturés), 22% de calcium, 18% de fer, 38% de magnésium, 55% de vitamine A, 43% de vitamine C, 169 % de vitamine K, 28% de vitamine B1, 28% de vitamine B2, 103% de vitamine B3, 28% de vitamine B5, 70% de vitamine B6, 23% de vitamine B9, 17% de vitamine B12.

23. Salade de Pates Linguine Avec Crevettes et Courgettes

Un repas triche de pâtes avec une portion de courgettes râpées et des crevettes, aromatisé de deux sortes de sésame. Cette combinaison d'ingrédients fait un déjeuner léger avec un contenu riche en protéines.

Ingrédients (1 portion):

170g de crevettes à la vapeur

1 grosse courgette, hachée

¼ tasse d'oignon rouge, tranché

1 tasse de poivrons, tranchés

1 cuillère à soupe de beurre de Tahini rôti

1 cuillère à café d'huile de sésame

1 cuillère à café de graines de sésame

Temps de préparation: 10 min

Pas de cuisson

Préparation:

Coupez les courgettes en utilisant un éminceur afin de faire de la linguine brute.

Dans un bol, mélanger le tahini et l'huile de sésame.

Placez tous les ingrédients dans un grand bol, verser la sauce au tahini et bien mélanger pour vous assurer que tous les côtés sont recouverts de sauce. Parsemer de graines de sésame et servir.

Valeur nutritive par portion: 420kcal, protéine 45g, glucides 26g (fibre 10g, sucre 12g), lipides 18g (2g saturés), 19% de calcium, 47% de fer, 48% de magnésium, 33% de vitamine A, 303% de vitamine C, 17 % de vitamine E, 31% de vitamine K, 38% de vitamine B1, 36% de vitamine B2, 38% de vitamine B3, 13% de vitamine B5, 66% de vitamine B6, 35% de vitamine B9, 42% de vitamine B12

.

24. Rouleau de Dinde avec Couscous de Blé entier

Cuit dans un moule à muffins, ce rouleau de dinde vous aide à réduire la consommation de graisses saturées. Faites un peu de changement en ajoutant du poivre ou des champignons cloche au lieu de l'oignon dans les boulettes de viande et assaisonnez avec une pincée d'ail en poudre.

Ingrédients (1 portion):

140g dinde hachée maigre

¾ tasse oignons rouges, coupés en dés

1 tasse d'épinards crus

1/3 tasse de sauce marinara faible en sodium

½ tasse de couscous de blé entier, bouilli

Choix d'assaisonnement: persil, basilic, coriandre

Poivre, sel

Spray d'huile d'olive

Temps de préparation: 5 min

Temps de cuisson: 20 min

Préparation:

Préchauffer le four à 200C ventilateur / gaz 6.

Assaisonner la dinde selon votre gout, puis ajouter les oignons en dés.

Recouvrir légèrement votre moule à muffins avec de l'huile d'olive, placez la dinde hachée à l'intérieur des moules à muffins. Verser sur chaque boulette de dinde 1 cuillère à soupe de sauce marinara, puis placer dans le four et cuire pendant 8-10 min.

Servir avec du couscous.

Valeur nutritive par portion: 460kcal, protéine 34g, glucides 53g (fibre 4g, sucre 7g), lipides 12g (4g saturés), 12% de calcium, 15% de fer, 10% de magnésium, 16% de vitamine A, 15% de vitamine C, 11 % de vitamine E, 16% de vitamine K, 11% de vitamine B1, 25% de vitamine B3, 16% de vitamine B6, 11% de vitamine B9.

25. Burger de Thon avec Salade

Le burger de thon est riche en Protéines et glucides, ce qui en fait un excellent choix pour un repas d'une journée d'entraînement. Faites-le différemment à chaque fois et gardez-le intéressant en changeant les légumes et l'assaisonnement de votre vinaigrette.

Ingrédients (1 portion):

1 morceau de thon en conserve (165g)

1 blanc d'œuf

½ tasse de champignons hachés

2 tasses de laitue, déchiquetée

¼ tasse d'avoine sèche

1 cuillère à café d'huile d'olive

1 cuillère à soupe à faibles lipides (de préférence)

petit bouquet d'origan haché

1 pain rond de blé entier coupé en deux

Temps de préparation: 10 min

Temps de cuisson: 10 min

Préparation:

Mélanger le blanc d'œuf, le thon, l'avoine sèche, l'origan et former une galette.

Chauffer l'huile dans une poêle antiadhésive sur feu moyen, mettre la galette et retournez pour vous assurer qu'elle cuit des deux côtés.

Couper le pain de blé entier en deux, horizontalement, placez la galette entre les 2 pièces.

Mélanger les légumes dans un bol, ajouter la vinaigrette et servir à côté du burger de thon.

Valeur nutritive par portion : 560kcal, 52g protéines, 76g glucides (13g fibre, 7g sucre), 10g lipides (1g saturés), 11% calcium, 35% fer, 38% magnésium, 16% de vitamine A, 16% de vitamine K, 35% de vitamine B1, 33% de vitamine B2, 24% de vitamineB3, 28% de vitamine B5, 41% de vitamine B6, 21% de vitamine B9, 82% de vitamineB12.

26. Kebab de Bifteck épicés

Cette brochette épicée est servie avec de la pomme de terre au four de côté , ce qui en fait non seulement un repas de renforcement musculaire, mais aussi un excellent moyen d'introduire la vitamine A qui protège la vue dans votre régime alimentaire. Ajouter une cuillère à soupe de yaourt faible en lipides à votre pomme de terre pour la rendre plus rafraîchissante.

Ingrédients (1 portion):

140g bifteck de flanc de bœuf maigre

200g de patates douces

1 poivron haché

½ courgette moyenne, hachée

Ail haché

Poivre, sel

Temps de préparation: 15 min

Temps de cuisson: 55 min

Préparation:

Préchauffer le four à 200C ventilateur / gaz 6. Enveloppez la patate douce dans une feuille, mettre au four et faire cuire pendant 45 min.

Couper le bifteck en petits morceaux, assaisonner avec le sel, le poivre et l'ail. Assemblez le kebab, alternant entre le bœuf, la courgette et le poivron.

Placez le kebab sur une plaque de cuisson et cuire au four pendant 10 min. Servir avec la patate douce.

Valeur nutritive par portion : 375kcal, 38g protéines, 49g glucides (9g fibre, 12g sucre), 4g lipides (1g saturé), 24% fer, 27% magnésium, 581% de vitamine A, 195% de vitamine C, 21% de vitamine K, 22% de vitamine B1, 28% de vitamine B2, 61% de vitamine B3, 28% de vitamine B5, 92% de vitamine B6, 20% de vitamine B9, 30% de vitamine B12.

27. Truite avec Salade de Pommes de Terre

Vous voulez vous assurer que vous ne manquez pas de vitamine B12? Essayez cette copieuse portion de truite, couplée avec une salade nutritive et vitaminée de pommes de terre au goût frais.

Ingrédients (2 portions):

2 * 140 g filets de truite

250g de pommes de terre, coupées en deux

4 cuillères à café de yaourt

4 cuillères à café de mayonnaise réduite en Lipides

1 cuillère à soupe de câpres, rincées

4 petits cornichons, tranchés

2 oignons, finement tranchés

¼ de concombre, coupé en dés

Le zeste d'un demi citron

Temps de préparation: 10 min

Temps de cuisson: 20 min

Préparation:

Faire bouillir les pommes de terre dans de l'eau salée pendant 15 min jusqu'à ce qu'elles soient tendres. Égoutter et rincer sous l'eau froide, puis égouttez à nouveau.

Chauffer le grill.

Mélanger la mayonnaise et le yaourt et assaisonner avec un peu de jus de citron. Incorporer le mélange dans les pommes de terre avec les câpres, une partie des oignons, concombres et cornichons. Parsemer la salade avec le reste des oignons.

Assaisonner la truite, faire griller sur une plaque de cuisson, côté peau vers le bas, jusqu'à ce qu'elle soit juste cuite. Parsemer avec le zeste de citron et servir avec la salade de pommes de terre.

Valeur nutritive par portion : 420kcal, 38g protéines, 28g glucides (3g fibre, 6g sucre), 13g lipides (3g saturés), 12% calcium, 11% fer, 22% magnésium, 29% de vitamine C, 59% de vitamine K, 21% de vitamine B1, 18% de vitamine B2, 12% de vitamine B3, 22% de vitamine B5, 43% de vitamine B6, 18% de vitamine B9, 153% de vitamine B12.

28. Chili de Haricots Mexicain

Un repas de midi élevé en protéines, ce plat est un excellent moyen d'avoir un tiers de votre apport quotidien nécessaire en fibres. Bien qu'il ait suffisamment de nutriments pour être un repas en lui-même, il peut également être servi sur un lit de riz brun.

Ingrédients (2 portions):

250g de viande hachée

200g de fèves au lard en boite

75ml de bouillon de bœuf

½ oignon coupé en dés

½ poivron rouge, coupé en dés

1 cuillère à café de pâte de piment chipotle

1 cuillère à café d'huile d'olive

½ cuillère à café de poudre de chili

1 tasse de riz brun, cuit (facultatif)

Quelques feuilles de coriandre, pour servir

Temps de préparation: 5 min

Temps de cuisson: 45 min

Préparation:

Chauffer l'huile dans une poêle antiadhésive à feu moyen puis faire frire l'oignon et le poivron rouge jusqu'à ce qu'ils ramollissent. Augmenter le feu, ajouter le chili en poudre et cuire pendant 2 min avant d'ajouter la viande hachée. Cuire jusqu'à ce que le tout soit bien doré et tout le liquide se soit évaporé.

Ajoutez le bouillon de bœuf, les fèves au lard et la pâte de piment chipotle. Laisser mijoter à feu doux pendant 20 min, puis assaisonner, décorer avec des feuilles de coriandre et servir avec du riz bouilli.

Valeur nutritive par portion (sans riz): 402kcal, 34g protéines, 19g glucides (5g fibre, 10g sucre), 14g lipides (5g saturés), 29% fer, 15% magnésium, 42% de vitamine C, 11% de vitamine B1, 16% de vitamine B2, 34% de vitamine B3, 40% de vitamine B6, 18% de vitamine B9, 52% de vitamine B12.

½ tasse de Riz: 108kcal

29. Nouilles au Boeuf et Broccoli

Un plat savoureux et pratique, ce plat de nouilles de bœuf avec brocoli ne prend que 20 min a préparer, ce qui en fait un excellent choix pour une journée bien remplie. Vous pouvez servir avec quelques tranches de piment rouge pour un peu de piquant supplémentaire.

Ingrédients (2 portions):

2 tasses de nouilles aux oeufs

200g de bœuf en lanières, sauté

1 oignon vert, tranché

½ tête de brocoli, en petits bouquets

1 cuillère à café d'huile de sésame

Pour la sauce:

1 ½ cuillère à soupe de sauce de soja pauvre en sel

1 cuillère à café de Ketchup de tomate

1 gousse d'ail écrasée

1 cuillère à soupe Sauce aux huîtres

¼ bouton gingembre, râpé finement

1 cuillère à café de vinaigre de vin blanc

Temps de préparation: 10 min

Temps de cuisson: 10 min

Préparation:

Mélanger les ingrédients de la sauce. Faire bouillir les nouilles selon les instructions d'emballage. Mettre le brocoli quand ils sont presque prêts. Laisser agir quelques minutes puis égoutter les pâtes et le brocoli.

Chauffer l'huile dans un wok jusqu'à ce qu'elle soit très chaude, puis faire sauter le bœuf pendant 2-3 minutes jusqu'à ce que la viande soit bien dorée. Verser la sauce, remuez et laissez mijoter pendant quelques instants, puis éteignez le feu.

Incorporer le bœuf dans les nouilles, décorer avec l'oignon vert et servir immédiatement.

Valeur nutritive par portion : 352kcal, 33g protéines, 39g glucides (5g fibre, 5g sucre), 9g lipides (2g saturés), 20% fer, 20% magnésium, 20% de vitamine A, 224% de vitamine C, 214% de vitamine K, 14% de vitamine B1, 19% de vitamine B2, 43% de vitamine B3, 18% de vitamine B5, 50% de vitamine B6, 31% de vitamine B9, 23% de vitamine B12.

30. Goberge enveloppé de Pancetta avec des Pommes de Terre

Ce plat léger et frais fournit beaucoup d'énergie et est riche en Protéines, ce qui en fait une option idéale pour un repas de midi. La goberge peut être remplacée par un autre poisson blanc durable, tandis que les olives peuvent être remplacées par des tomates séchées.

Ingrédients (2 portions):

2 * 140g de filets de goberge (lieu)

4 tranches de pancetta

300g de pommes de terre nouvelles

100g de haricots verts

30g d'olives Kalamata

Le jus et le zeste de 1 citron

2 cuillères à soupe d'huile d'olive

Quelques brins d'estragon, en feuilles fraichement cueillies

Temps de préparation: 10 min

Temps de cuisson 15 min

Préparation:

Chauffer le four à 200C ventilateur / gaz 6. Faire bouillir les pommes de terre pour 10-12 min jusqu'à tendreté, ajouter les haricots pour les dernières 2-3 min. Bien égoutter, couper les pommes de terre en deux et verser dans un plat de cuisson. Mélanger avec les olives, le zeste de citron et l'huile et bien assaisonner.

Assaisonner le poisson et envelopper avec le pancetta, puis placez-le sur le dessus des pommes de terre. Cuire au four pendant 10-12 min jusqu'à cuisson, puis ajoutez le jus de citron, parsemez d'estragon et servir.

Valeur nutritive par portion : 525kcal, Protéines 46g, glucides 36g (fibre 5g, 3g Sucre), lipides 31g (saturés 8g), 10% fer, 31% de magnésium, 63% de vitamine C, 18% de vitamine K, 15% de vitamine B1, 13% de vitamine B2, 14% de vitamine B3, 25% de vitamine B6, 73% de vitamine B12.

DINER

31. Bol de Sushi

Un bol de sushi hypocalorique qui remplace le riz par du chou-fleur parfumée à l'ail, la sauce soja et le jus de citron vert pour plus de goût. Utilisez les feuilles d'algues pour envelopper les légumes et le saumon et faire un mini rouleau.

Ingrédients (2 portions):

170g de saumon fumé

1 avocat moyen

½ tête de chou-fleur, cuite à la vapeur, hachée

1/3 tasse de carotte, râpée

½ cuillère à café de Cayenne

1,2 cuillère à café de poudre d'ail

1 cuillère à soupe de sauce soja faible en sodium

2 feuilles d'algues

Jus de ½ citron vert

Temps de préparation: 10 min

Pas de cuisson

Préparation:

Placez le chou-fleur, carottes, sauce soja, l'ail, le jus de lime et le poivre de Cayenne dans un robot culinaire. Arrêtez le mélange avant qu'il ne se transforme en pâte. Servir à côté du saumon et des feuilles d'algues.

Valeur nutritive par portion : 272kcal, 20g protéines, 13g glucides (7g fibre, 4g sucre), 16g lipides (1g saturés), 10% fer, 14% magnésium, 73% de vitamine A, 88% de vitamine C, 13% de vitamine E, 40% de vitamine K, 18% de vitamine B1, 15% de vitamine B2, 31% de vitamine B3, 21% de vitamine B5, 31% de vitamine B6, 26% de vitamine B9, 45% de vitamine B12.

32. Poulet Aigre-Doux

Le poulet aigre-doux est une délicieuse recette simple, qui a une place dans toutes les cuisines saines. Il est riche en Protéines et vitamines et va bien avec les bouquets de brocoli cuits à la vapeur.

Ingrédients (2 portions):

300g blancs de poulet coupés en morceaux de la taille de bouchées

1 cuillère à café de sel d'ail

¼ tasse de bouillon de poulet faible en sodium

¼ tasse de vinaigre blanc

¼ édulcorant sans calorie

¼ de cuillère à café de poivre noir

1 cuillère à café de sauce soja faible en sodium

3 cuillères à café de ketchup faible sucre

Arrow root (Marante)

400g de bouquets de brocoli cuits à la vapeur

Temps de préparation: 10 min

Temps de cuisson 15 min

Préparation:

Placer le poulet dans un grand bol et assaisonnez avec l'ail, le poivre et le sel, en tournant pour bien enrober. Faire cuire le poulet sur feu moyen / élevé jusqu'à ce qu'il soit cuit.

En même temps, fouetter ensemble le bouillon de poulet, l'édulcorant, le vinaigre, le ketchup et la sauce de soja dans une casserole, porter le mélange à ébullition puis baisser le feu. Ajouter l'arrow-root un peu à la fois et fouetter vivement. Gardez sur feu doux en remuant pendant quelques minutes.

Verser la sauce sur le poulet cuit et servir avec de côté du brocoli cuit a la vapeur.

Valeur nutritive par portion: 250kcal, Protéines 40g, glucides 14g (fibre 6g, 4g Sucre), Lipides 2g, 11% de calcium, 14% fer, 20% de magnésium, 24% de vitamine A, 303% de vitamine C, 254% de vitamine K, 17% de vitamine B1, 21% de vitamine B2, 90% de vitamine B3, 24% de vitamine B5, 58% de vitamine B6, 33% de vitamine B9.

33. Hummus a l'Ail

Il ne vous faut pas plus de 5 min. pour faire ce succulent repas, très bénéfique pour votre sante. Il est plein à craquer avec du magnésium et a une quantité décente de Protéines compte tenu que la recette est sans viande. Prenez une tortilla de blé entier et faites ce plat pour aller avec.

Ingrédients (3 portions):

1 * 400g de pois chiches en conserve (préserver 1 / 4 du liquide)

¼ tasse tahini

¼ tasse de jus de citron

1 gousse d'ail

1 cuillère à soupe d'huile d'olive

¼ de cuillère à café de gingembre moulu

¼ de cuillère à café de cumin moulu

2 oignons verts, hachés finement

1 tomate, hachée

Temps de préparation: 5 min

Pas de cuisson

Préparation:

Placez les pois chiches, leur liquide, le tahini, le jus de citron, l'huile d'olive, l'ail, le cumin et le gingembre dans un robot culinaire et mélanger jusqu'à consistance lisse.

Incorporer les tomates et les oignons verts et assaisonner avec le sel et le poivre. Servir à côté des tranches de poivron.

Valeur nutritive par portion : 324kcal, Protéines 11g, glucides 21g (fibre 7g, 1g Sucre), lipides 17g (saturés 2g), 22% de calcium, 54% fer, 135% de magnésium, 10% de vitamine A, 12% de vitamine C , 33% de vitamine K, 122% de vitamine B1, 12% de vitamine B2, 44% de vitamine B3, 11% de vitamine B5, 12% de vitamine B6, 40% de vitamine B9.

34. Poulet a l'Ananas et aux Poivrons

Faites une pause des recettes de poulet habituelles et essayer cette version avec l'ananas doux et frais. Riche en vitamines B3 et Protéines, ce repas est aussi une source importante de glucides. Dans le ton avec le changement de rythme, vous pouvez remplacer le riz par du quinoa.

Ingrédients (1 portion):

140g blanc de poulet désossé,

1 cuillère à soupe de moutarde

½ tasse d'ananas frais, en dés

½ tasse de poivrons cloche, coupé en dés

50g de riz brun

Spray d'huile de noix de coco

1 cuillère à café de cumin

Sel et poivre

Temps de préparation: 5 min

Temps de cuisson: 15 min

Préparation:

Couper le poulet en petits morceaux, puis frotter la moutarde sur les morceaux et assaisonner avec le sel, le poivre et le cumin.

Mettre une poêle à feu moyen et vaporiser légèrement avec de l'huile de noix de coco, ajouter le poulet et cuire de tous les côtés. Quand le poulet est presque terminé, augmenter la chaleur et jeter les morceaux d'ananas et les poivrons, cuire et assurez-vous que toutes les parties sont brunes. Cela devrait prendre 3-5 min.

Faire bouillir le riz brun et servir à côté du poulet.

Valeur nutritive par portion : 377kcal, 37g protéines, 50g glucides (6g fibre, 10g sucre), 1g lipides, 12% fer, 33% magnésium, 168% de vitamine C, 26% de vitamine B1, 13% de vitamine B2, 96% de vitamine B3, 22% de vitamine B5, 65% de vitamine B6, 10% de vitamine B9.

35. Mexican Style Protéines Bowl

Offrez-vous un répit de la viande et concoctez ces ingrédients ensemble pour une alternative savoureuse à l'habitude. Vous pouvez éviter les lipides des fritures malsaines, mais garder néanmoins la saveur d'un repas mexicain.

Ingrédients:

1/3 tasse de haricots noirs cuits

½ tasse de riz brun cuit

2 cuillères à soupe de salsa

¼ d'avocat, tranchés

Temps de préparation: 5 min

Pas de cuisson

Préparation:

Mélanger tous les ingrédients dans un bol et servir.

Valeur nutritive par portion: 307kcal, 11g protéines, 48g glucides (11g fibre, 1g sucre), 7g lipides (1g sucre), 26% magnésium, 13% de vitamine K, 16% de vitamine B1, 11% de vitamine B3, 17% de vitamine B6, 30% de vitamine B9.

36. Salade de Roquette au Poulet a la Roquette

Les feuilles de roquette ajoutent de la satiété à cette salade douce et super saine. Plein de légumes et de bonnes protéines de qualité, ce repas peut être enrichi avec un simple assaisonnement de yaourt faible en matières grasses et de l'ail.

Ingrédients (1 portion):

120g de blanc de poulet

5 carottes, hachées

¼ de chou rouge, haché

½ tasse de roquette

1 cuillère à soupe de graines de tournesol

1 cuillère à café d'huile d'olive

Temps de préparation: 10 min

Temps de cuisson: 10 min

Préparation:

Couper le poulet en petits cubes de la taille de bouchées. Chauffer l'huile d'olive dans une poêle antiadhésive et faites revenir le poulet jusqu'à ce qu'il soit cuit. Mettre de côté et laisser refroidir.

Placer les carottes, le chou et la roquette dans un grand bol. Mettre par-dessus le poulet et les graines de tournesol refroidis et servir.

Valeur nutritive par portion : 311kcal, 30g protéines, 9g glucides (1g fibre), 13g lipides (1g saturés), 11% fer, 22% magnésium, 150% de vitamine A, 25% de vitamine C, 29% de vitamine E, 32% de vitamine K, 23% de vitamine B1, 10% de vitamine B2, 72% de vitamine B3, 11% de vitamine B5, 49% de vitamine B6, 17% de vitamine B9.

37. Flétan a la Moutarde de Dijon

Ce repas de flétan acidulé est un moyen rapide et facile pour obtenir une dose copieuse de Protéines. Il est faible en glucides et riche en vitamines, ce qui en fait un choix parfait pour le souper. Le faible nombre de calories vous permet de doubler la sauce si vous vous sentez indulgent.

Ingrédients (2 portions):

220g flétan

¼ oignon coupé en dés

1 poivron rouge, coupé en dés

1 gousse d'ail

1 cuillère à soupe de moutarde de Dijon

1 cuillère à café de sauce Worcestershire

1 cuillère à café d'huile d'olive

Le jus de 1 citron

Un bouquet de persil

2 grosses carottes coupées en bâtonnets

1 tasse de bouquets de brocoli

1 tasse de champignons tranchés

Temps de préparation: 10 min

Temps de cuisson: 20 min

Préparation:

Placez le poivron rouge, l'ail, le persil, la moutarde, la sauce Worcestershire, l'oignon, le jus de citron et l'huile d'olive dans un robot culinaire.

Placez le poisson, la sauce et le reste des légumes dans un grand sac en papier sulfurisé. Cuire au four à 190 ° C ventilateur / gaz 5 pendant 20 minutes puis servir.

Valeur Nutritive par portion : 225kcal, 33g protéines, 12g glucides (3g fibre, 5g sucre), 5g lipides (1g saturés), 11% calcium, 10% fer, 35% magnésium, 180% de vitamine A, 77% de vitamine C, 71% de vitamine K, 13% de vitamine B1, 19% de vitamine B2, 51% de vitamine B3, 14% de vitamine B5, 34% de vitamine B6, 15% de vitamine B9, 25% de vitamine B12.

38. Poulet Roti sur un plateau

Rapide, facile et savoureux, ce plat devrait être un incontournable de l'été dans votre cuisine car il n'y a pas de pénurie de tomates cerises. Le pesto ajoute une saveur rafraîchissante à un blanc de poulet assaisonné tout simplement.

Ingrédients (2 portions):

300g de blanc de poulet

300g de tomates cerises

2 cuillères à soupe de pesto

1 cuillère à soupe d'huile d'olive

sel poivre

Temps de préparation: 5 min

Temps de cuisson: 15 min

Préparation:

Placez le poulet dans un plat à rôtir, assaisoner, arroser avec l'huile d'olive puis griller pendant 10 min. Ajouter les tomates cerises et les faire griller pendant 5 min jusqu'à ce que le poulet soit bien cuit. Étendre le pesto dessus et servir à côté des tomates cerise.

Valeur nutritive par portion : 312kcal, 36g protéines, 7g glucides (2g fibre, 5g sucre), 19g lipides (4g saturés), 15% magnésium, 25% de vitamine A, 34% de vitamine C, 11% de vitamine E, 20% de vitamine K, 10% de vitamine B1, 88% de vitamine B3, 13% de vitamine B5, 33% de vitamine B6.

39. Burger de Tofu

Le tofu a tous les acides aminés essentiels, ce qui en fait un substitut parfait pour la viande. Les oignons caramélisés avec les flocons de chili et le Sriracha, jumelé avec le tofu teriyaki infusé raviront vos papilles.

Ingrédients (1 portion):

85g de tofu (extra ferme

1 cuillère à soupe de marinade Teriyaki

1 cuillère à soupe de Sriracha

1 feuille de laitue

30g de carotte, râpée

¼ oignon rouge, tranché

½ cuillère à café de piment rouge en flocons

Pain de blé entier de taille moyenne

Temps de préparation: 5 min

Temps de cuisson: 10 min

Préparation:

Chauffer le gril.

Faire mariner le tofu dans la marinade Teriyaki, les flocons de piment rouge et l;e Sriracha puis faites griller pendant 3-5 min de chaque côté.

Frire l'oignon rouge dans une poêle antiadhésive jusqu'à caramélisation.

Couper le rouleau en deux jusqu'à ce que vous puissiez l'ouvrir comme un livre. Farcir le rouleau avec le tofu grillé, les oignons caramélisés, les carottes et la laitue et servir.

Valeur nutritive par portion : 194kcal, 11g protéines, 28g glucides (5g fibre, 8g sucre), 5g lipides (1g saturés), 21% calcium, 14% fer, 19% magnésium, 95% de vitamine A, 10% de vitamine B1, 14% de vitamine B6.

40. Cabillaud Chaud

Riche en Protéines et lipides sains, et faible en glucides, ce super-cabillaud épicé vous donnera un coup d'énergie pour le reste de votre journée. Servez-le avec un peu de riz brun si vous avez besoin d'un coup de pouce de glucides pour une séance d'entraînement du soir et ajoutez 2 poivrons si vous sentez que vous pouvez gérer plus de piquant.

Ingrédients (2 portions):

340g de cabillaud blanc

10 tomates cerise, coupées en deux

2 piments jalapeno, tranchés

2 cuillères à soupe d'huile d'olive

Sel de mer

Poudre de piment

Temps de préparation: 5 min

Temps de cuisson: 10 min

Préparation:

Chauffer l'huile dans une poêle antiadhésive. Enveloppez le cabillaud dans le sel et la poudre de chili, ajouter à la casserole et faire cuire pendant 10 min sur feu moyen. Mélanger avec les poivrons 1-2 min avant que le poisson soit cuit.

Servir avec des tomates cerises.

Valeur nutritive par portion : 279kcal, 30g protéines, 6g glucides (1g fibre, 1 g sucre), 16g lipides (2g saturés), 11% magnésium, 17% de vitamine A, 38% de vitamine C, 26% de vitamine E, 33% de vitamine K, 24% de vitamine B3, 43% de vitamine B6, 26% de vitamine B12.

41. Burger de Champignons et Courgettes Grilles

Les champignons portobello ont une texture charnue épaisse qui en fait un favori parmi les végétariens et les amateurs de viande également. Offrez-vous le hamburger de la nature et obtenez une bonne charge de minéraux et de vitamines à un coût calorique minime.

Ingrédients (1 portion):

1 grand chapeau de champignon portobello

¼ petites courgettes, tranchées

1 cuillère à café de poivrons grilles

1 tranche de fromage faible en lipides

4 feuilles d'épinard

Spray d'huile d'olive

Pain de blé entier _ de taille moyenne

Temps de préparation: 5 min

Temps de cuisson: 5 min

Préparation:

Chauffer le gril. Vaporisez le chapeau de champignon avec l'huile d'olive puis faites griller à la fois les champignons et les courgettes.

Couper le rouleau en deux, horizontalement, puis placer les ingrédients en couches sur une moitié et couvrir avec l'autre. Servir immédiatement.

Valeur nutritive par portion : 185kcal, 12g protéines, 24g glucides (4g fibre, 5g sucre), 4g lipides (1g saturés), 21% calcium, 17% fer, 20% magnésium, 78% de vitamine A, 28% de vitamine C, 242% de vitamine K, 15% de vitamine B1, 37% de vitamine B2, 26% de vitamine B3, 16% de vitamine B5, 16% de vitamine B6, 31% de vitamine B9.

42. Poisson Mediterranéen

Quelle meilleure façon d'atteindre votre apport quotidien en vitamine B12 qu'avec un plat éclatant de saveurs méditerranéennes? Le reste des vitamines et des minéraux sont également bien représentés et le compte de Protéines est à un bon niveau pour un souper léger.

Ingrédients (2 portions):

200g truite fraîche

2 tomates de taille moyenne

3 Cuillères à café de câpres

½ poivron rouge, haché

1 gousse d'ail, hachée

10 olives vertes, tranchées

¼ oignon, haché

½ tasse d'épinards

1 cuillère à soupe d'huile d'olive

Sel et poivre

Temps de préparation: 10 min

Temps de cuisson: 15 min

Préparation:

Faire chauffer une grande poêle à feu moyen; ajouter les tomates, l'ail et l'huile d'olive. Couvrir et laisser mijoter pendant quelques minutes jusqu'à ce que les tomates commencent à ramollir.

Ajouter l'oignon, le poivron, les olives, les câpres, le sel et le poivre (et un peu d'eau si nécessaire). Couvrir et laisser mijoter jusqu'à ce que les tomates aient été rompues et le poivron et l'oignon ont ramolli.

Ajouter la truite, couvrir et laisser pocher 5-7 min.

Ajouter les épinards à la dernière minute puis servir.

Valeur nutritive par portion : 305kcal, 24g protéines, 7g glucides (1g fibre, 4g sucre), 11g lipides (3g saturés), 10% calcium, 12% magnésium, 36% de vitamine A, 56% de vitamine C, 62% de vitamine K, 13% de vitamine B1, 33% de vitamine B3, 12% de vitamine B5, 25% de vitamine B6, 15% de vitamine B9, 105% de vitamine B12.

43. Diner Vegan Convivial

Un repas convivial végétalien avec une bonne quantité de Protéines et de vitamines. Donner à votre palais le goût qu'il mérite avec cette sauce sucrée et épicée qui parfume une quantité rassasiante de tofu et est facile à faire.

Ingrédients (2 portions):

340g de tofu

¼ de tasse de sauce de soja

¼ tasse de sucre brun

2 cuillères à café d'huile de sésame

1 cuillère à café d'huile d'olive

1 cuillère à café de flocons de piment fort

2 gousses d'ail, hachées

1 cuillère à café de gingembre, fraîchement râpé

Sel

Temps de préparation: 5 min

Temps de cuisson: 15 min

Préparation:

Mélanger le sucre brun, la sauce de soja, l'huile de sésame, le gingembre, les flocons de piment et le sel dans un bol et mettre de côté.

Verser l'huile d'olive dans une casserole et chauffer puis faire frire le tofu pendant environ 10 min.

Verser la sauce dans la casserole et cuire pendant 3-5 min. Servir lorsque la sauce a épaissi et le tofu est fait.

Valeur nutritive par portion : 245kcal, 17g protéines, 15g glucides (1g fibres, 11 g sucre), 15g lipides (3g saturés), 34% calcium, 19% fer, 19% magnésium, 11% de vitamine B2, 11% de vitamine B6.

44. Tuna Melt

Contrairement à un fondu de thon régulier qui est riche en glucides et saturés en lipides, celui-ci a une quantité modérée de glucides et emballe le punch des Protéines-d'une boîte de thon, ce qui en fait un excellent repas qui soutient la croissance de la masse musculaire..

Ingrédients (2 portions):

1 boîte de thon (165g)

2 tranches de fromage mozzarella faible en lipides

Sauce tomate 2 cuillères à café

1 muffin anglais de blé entier

une pincée d'origan

Temps de préparation: 5 min

Temps de cuisson: 3 min

Préparation:

Préchauffer le four à 190C ventilateur / gaz 5.

Trancher le muffin anglais puis enduire chaque moitié avec la sauce tomate. Surmonter avec le thon, parsemez de l'origan et placer une tranche de fromage sur le dessus du thon. Placer les mini-fondants dans le four et cuire pendant 2-3 min ou jusqu'à ce que le fromage soit fondu puis diviser entre 2 assiettes et servir.

Valeur nutritive par portion : 255kcal, 31g protéines, 14g glucides (2g fibre, 2 g sucre), 6g lipides (4g saturés), 29% calcium, 11% fer, 13% magnésium, 10% de vitamine B1, 10% de vitamine B2, 60% de vitamine B3, 23% de vitamine B6, 52% de vitamine B12.

45. Poulet avec Salade d'Avocat

Un repas qui fournit un grand équilibre des Protéines de qualité et de lipides sains qui vous satisfait sans trop en faire sur le cote glucides. . Remplacer le vinaigre avec du jus de citron pour une sensation de fraîcheur.

Ingrédients (1 portion):

100g de blanc de poulet

1 cuillère à café de paprika fumé

2 cuillères à café d'huile d'olive

Pour la salade:

½ avocat moyen, coupé en dés

1 tomate moyenne, hachée

½ petit oignon rouge, tranché finement

1 cuillère à soupe de persil, haché grossièrement

1 cuillère à café de vinaigre de vin rouge

Temps de préparation: 10 min

Temps de cuisson: 10 min

Préparation:

Chauffer le barbecue à feu moyen. Frottez le poulet avec 1 cuillère à café d'huile d'olive et le paprika. Cuire pendant 5 minutes de chaque côté jusqu'à ce qu'il soit bien cuit et légèrement carbonisé. Couper le poulet en tranches épaisses.

Mélanger les ingrédients de la salade, assaisonner, ajouter le reste de l'huile d'olive et servir avec le poulet.

Valeur nutritive par portion : 346kcal, 26g protéines, 14g glucides (6g fibre, 4g sucre), 22g lipides (3g saturés), 16% magnésium, 22% vitamine, 44% vitamine C, 18% vitamine E, 38% vitamine K, 12% vitamine B1, 11% vitamine B2, 66% vitamine B3, 19% vitamine B5, 43% vitamine B6, 22% vitamine B9.

AUTRES GRANDS TITRES PAR CET AUTEUR

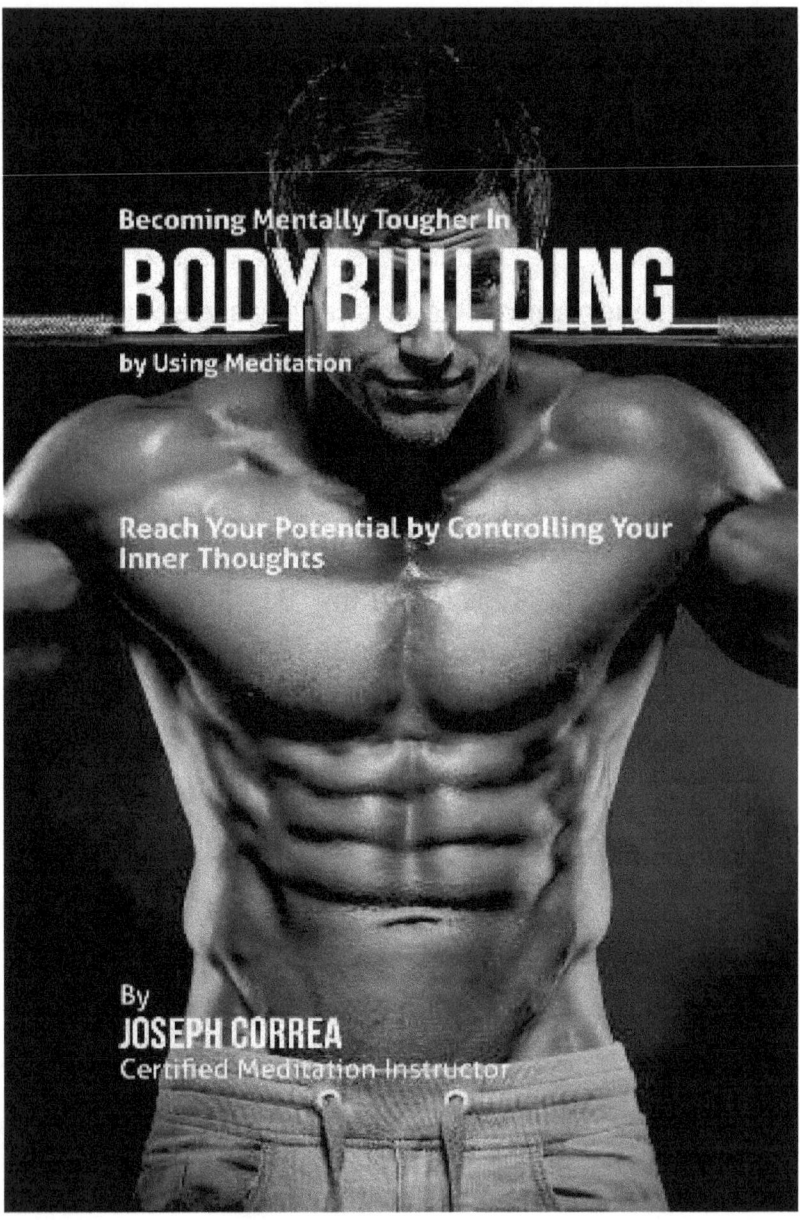

www.ingramcontent.com/pod-product-compliance
Lightning Source LLC
Chambersburg PA
CBHW060032040426
42333CB00042B/2370